SERVICE DES ÉPIZOOTIES EN 1883

RAPPORT

Adressé à M. le Préfet

du département de Maine-et-Loire

PAR

M. Paul PRINCE

Vétérinaire délégué,

Chef du service sanitaire du département

Membre du Conseil départemental d'hygiène, etc.

ANGERS

A. DEDOUVRES, Imprimeur de la Cour d'Appel,

RUE DU CORNET, 34

1884

SERVICE DES ÉPIZOOTIES EN 1883

RAPPORT du Vétérinaire délégué,

CHEF DU SERVICE SANITAIRE DU DÉPARTEMENT

MONSIEUR LE PRÉFET,

Conformément aux dispositions de la loi du 21 juillet 1881 et à celles du règlement d'administration publique du 22 juin 1882, j'ai l'honneur de vous adresser le rapport d'ensemble sur le service des épizooties en 1883.

Ce service est confié à vingt-trois vétérinaires, qui m'ont fait parvenir un rapport sur les affections contagieuses qu'ils ont pu observer et sur les mesures dont elles ont été l'objet.

L'exposé qui va suivre ne sera, pour ainsi dire, que la condensation des rapports de mes confrères.

En 1883, diverses maladies contagieuses, à cachet épizootique, ont sévi dans le département : *la péripneumonie*, *la fièvre aphteuse* et *le charbon;* plusieurs cas *de morve* et *de rage* ont nécessité le sacrifice des animaux frappés de ces redoutables affections.

Afin de donner à ce rapport la clarté désirable, je consacrerai à chacune des maladies que je viens de citer quelques mots de considérations générales, suivis d'un tableau statistique, qui fera ressortir le tribut que l'agriculture a payé aux affections contagieuses.

Péripneumonie contagieuse

De toutes les maladies contagieuses qui frappent le gros bétail, la péripneumonie doit être considérée, après le typhus, comme la plus meurtrière.

Rarement sporadique, parfois enzootique, souvent épizootique, cette affection est contagieuse et virulente.

Ses premiers symptômes, difficilement appréciables pour les cultivateurs, sont localisés sur les plèvres et les poumons, quand elle a été contractée par la contagion ; ils s'accusent, tout d'abord, au point d'innoculation, quand la transmission a été effectuée par cette voie.

Cette redoutable maladie règne dans presque toutes les contrées de l'Europe ; en France, elle occasionne dans plusieurs départements une mortalité et des pertes considérables.

Les étables de Maine-et-Loire ont été sérieusement éprouvées par la péripneumonie contagieuse. Mais, grâce à l'application des mesures sanitaires de la nouvelle législation et au dévouement des vétérinaires du service départemental, il est permis de considérer le fléau comme à peu près vaincu :

En 1883, *cent trente-sept* fermes ont été envahies ; au 31 décembre, il n'existait que *six* foyers de contagion.

Tout en se félicitant de ce résultat, il serait imprudent d'oublier que le service vétérinaire aura encore à lutter contre l'épizootie et que ses efforts se heurteront à la désastreuse action de l'empirisme.

Votre administration, Monsieur le Préfet, soucieuse de la sauvegarde des intérêts de notre agriculture, s'est montrée prodigue du concours dont il était en son pouvoir de disposer.

L'empirisme, malheureusement, et le charlatanisme qui lui fait cortège, sont tellement ancrés dans les campagnes de ce riche département, que nous assistons, stupéfiés, au spectacle de les voir soutenus, encouragés, par des hommes dont l'éducation et les mœurs sembleraient devoir établir, entre eux et lui, une antipathie de race !

Votre action est donc parfois entravée ;... Nous envisageons toutefois l'avenir avec confiance, car le remède sera l'application inéluctable et prochaine de la loi.

Comme preuve du danger de l'empirisme, M. Hardouin, de Chemillé, cite les pertes graves occasionnées par la péripneumonie, sur la ferme des Gardes et sur celle de Sainte-Christine; ces pertes sont mises, par mon confrère, à l'actif de l'ignorance d'un charlatan-guérisseur.

M. Gaignard et moi avons relevé un fait analogue, d'une gravité extrême, sur la ferme de la Grande-Bouillerie, commune de Saint-Georges-sur-Loire (juin 1883).

Je dois enfin attirer votre attention, Monsieur le Préfet, sur deux cas de contagion qui n'ont pu se produire qu'en raison du défaut de surveillance vétérinaire des foires et marchés.

Le 20 février 1883, une vache péripneumonique a été exposée, toute la journée, sur le marché de Chalonnes-sur-Loire; M. Gaignard, appelé par le propriétaire à visiter cette vache, a constaté, le 25 février, que les symptômes de la péripneumonie contagieuse dataient de huit ou dix jours; le propriétaire, d'ailleurs, a reconnu que sa vache était malade le 20 février, mais il ne la savait pas atteinte de péripneumonie.

Cette vache, abattue en vertu d'un arrêté préfectoral du 2 mars, a offert toutes les lésions de la péripneumonie.

Afin de prévenir la contagion, M. Gaignard a fait rechercher les bestiaux vendus par le sieur Martineau, dans une période de dix jours, et ceux qui s'étaient trouvés plus ou moins directement en contact avec la malade.

Sept animaux suspects ont été isolés par les soins de Messieurs les Maires.

Un cas de contagion a été relevé : après cinquante-sept jours d'incubation, la péripneumonie s'est déclarée chez un petit fermier qui, fort heureusement, n'a perdu que deux animaux.

Le deuxième fait s'est produit à Ingrandes; un convoi de bœufs péripneumoniques et aphteux, les uns malades, les autres contaminés, chargeant plusieurs wagons, a été débarqué et conduit sur le champ de foire.

Peu de temps après, MM. Gaignard et Hersan constataient les effets de la contagion, sur des animaux achetés à la foire dont il s'agit.

Le fait a été connu et, à la foire suivante, M. Hersan a été requis pour procéder à la visite des bestiaux.

Il me serait possible, Monsieur le Préfet, de multiplier des exemples de cette nature, mais ceux qui précèdent plaident suffisamment l'importance de l'inspection vétérinaire des foires et marchés.

Le relevé qui suit établit, avec la brutalité des chiffres, l'importance des coups frappés par la péripneumonie contagieuse.

Péripneumonie contagieuse

Arrondissements	NOMBRE de fermes infectées	POPULATION des étables infectées	NOMBRE D'ANIMAUX Atteints	Contaminés	Abattus	Vendus sans inoculation pour la boucherie	Inoculés	Morts des suites de l'inoculation	NOMBRE DE FERMES encore infectées au 31 décembre	MONTANT des PERTES
ANGERS	15	205	46	159	46	13	146	1	4	16.910 »
BAUGÉ	1	11	4	7	4	2	5	»	»	1.580 »
CHOLET	117	1.430	224	1.206	224	70	1.130	19	2	117.175 »
SAUMUR	2	23	5	18	5	»	18	»	»	1.705 »
SEGRÉ	2	16	12	4	12	»	4	»	»	3.780 »
TOTAUX	137	1.685	291	1.394	291	85	1.303	20	6	141.150 »

Fièvre aphteuse

La fièvre aphteuse, maladie contagieuse et épizootique, est caractérisée par le développement d'aphtes, dans la bouche et dans l'espace inter-digité.

Elle se déclare sur les espèces bovine, ovine, caprine et porcine; elle sévit, en dépit du régime de la localité, du climat ou de la saison. Elle est généralement bénigne en France, où elle ne se montre que très exceptionnellement meurtrière.

Le virus réside dans la salive et dans la sérosité qu'élaborent les plaies de l'espace inter-digité; ce virus est fixe, mais il est aussi volatil, à petite distance.

La moyenne de la période d'incubation est de trois à six jours. Une première atteinte ne défend pas l'organisme d'une seconde, car il n'est pas devenu réfractaire à l'action du virus aphteux.

La fièvre aphteuse est contagieuse aux ruminants domestiques et sauvages; quelques auteurs ont relevé des cas de contagion à l'homme, par la bave, la sérosité des vésicules ou par l'usage du lait.

Cette maladie n'est pas spontanée en France, mais, par la contagion, elle s'y propage avec la plus grande facilité.

Les voies de contagion sont d'ailleurs nombreuses : il suffit du mélange d'animaux sains et malades, sur les foires, les routes, aux pâturages, etc., pour qu'elle s'effectue; il suffit même que des bêtes saines passent sur un chemin récemment parcouru par du bétail aphteux, pour qu'elles contractent la cocotte; il suffit qu'une personne passe d'une étable envahie dans une étable saine, pour faire éclater la fièvre aphteuse dans cette dernière. Les bouchers, marchands et valets, ai-je besoin d'ajouter les charlatans-guérisseurs, sont des agents actifs et trop ordinaires de la contagion.

Au point de vue économique, il ne faudrait pas méconnaître les pertes considérables que les épizooties aphteuses occasionnent à l'agriculture; elles sont ruineuses, par la diminution toujours prolongée, parfois indéfinie, de la sécrétion lactée; les meilleures laitières ne reviennent que difficilement à la quantité de lait qu'elles donnaient avant d'être malades; elles sont ruineuses, par la maigreur qui s'empare des animaux et qui est surtout sensible chez les sujets préparés pour l'engraissement.

J'ajouterai que l'interruption des travaux agricoles, la difficulté de faire pâturer, les diverses maladies consécutives, les chances d'avortement et les dépenses nécessitées par les soins à donner aux malades, sont autant d'occasions de pertes dont on ne se rend réellement compte qu'en examinant les choses de très près.

Aussi la fièvre aphteuse est-elle, à mon sens, une calamité tout aussi redoutable qu'une épizootie de péripneumonie; si elle n'a pas la marche insidieuse de cette dernière et si la mortalité est moins grande, l'espace qu'elle envahit en peu de temps est plus considérable.

Pour combattre l'invasion de la fièvre aphteuse, il faut être convaincu qu'elle est toujours importée par le commerce et que ses ravages sont considérables.

Au demeurant, le législateur de 1881 a posé, avec une grande sagesse, les termes du problème : la déclaration, l'isolement, la désinfection, la surveillance vétérinaire des foires et marchés et surtout, la non-intervention de l'empirisme, constituent des moyens susceptibles d'arrêter le mal.

L'interdiction des foires et marchés est une mesure grave, que votre administration, Monsieur le Préfet, a dû appliquer en 1883 à la commune de Thouarcé. Il faut espérer que l'exemple aura été salutaire, mais je n'hésiterais pas à vous en proposer encore l'adoption si les circonstances l'exigeaient.

Au moment où la mesure que je rappelle frappait la commune de Thouarcé, une émotion, facile à comprendre, s'emparait de divers marchés du département. A cette occasion, je dois vous signaler, Monsieur le Préfet, que plusieurs vétérinaires sanitaires ont, sans rénumération et dans le seul but d'éviter à leur contrée les dommages d'une interdiction, exercé spontanément une surveillance sévère des marchés.

Le tableau suivant fait ressortir l'importance que l'épizootie aphteuse a eu, cette année, dans le département de Maine-et-Loire.

COMMUNES	NOMBRE de fermes infectées	DATES des INVASIONS	NOMBRE d'animaux atteints — espèce bovine	espèce ovine	espèce porcine	NOMBRE d'animaux morts	NOMS des vétérinaires et durée moyenne de la maladie
Angers	8	5 mai	33	»	»	»	M. GUITTET, fils, moyenne : trois semaines
Tiercé	5	22 mai	9	»	»	»	
Bouchemaine	3	23 mai	31	»	»	»	
Ponts-de-Cé	2	1er juin	8	»	»	»	
Beaucouzé	7	15 juin	32	»	»	»	
Mozé	10	3 juillet	61	»	»	»	
Avrillé	10	29 août	112	»	1	2	
Saint-Sylvain	6	11 octobre	45	»	»	»	
La Meignanne	2	5 novembre	31	»	»	»	
Juigné-Béné	3	13 novembre	10	»	»	»	
La Membrolle	2	id.	9	»	»	»	
Feneu	1	id.	2	»	»	»	
Soulaines	1	id.	7	»	»	»	
Brain-s.-Longuenée	1	id.	11	»	»	»	
Freigné	7	16 mai	250	»	10	»	M. TESSIER moyenne : trois mois
Angrie	8	27 avril	150	»	10	8	
Gonnord	9	31 mars	83	5	»	13	M. RAIMBAULT moyenne : quinze à vingt jours
Chanzeaux	16	2 avril	135	»	»	»	
Thouarcé	4	11 avril	23	»	»	»	
Chavagnes	3	22 avril	11	»	»	»	
Rablay	1	id.	5	»	»	»	
Joué-Etiau	2	id.	5	»	»	»	
Luigné	1	7 juin	4	»	»	»	
Les Alleuds	1	1er juin	3	»	»	»	
Allençon	1	21 juin	3	»	»	»	
Faye	5	23 juin	20	»	»	»	
Vauchrétien	1	24 juin	2	»	»	»	
Beaulieu	3	28 juin	18	»	»	»	
St-Lamb.-du-Lattay	5	28 juin	14	»	»	»	
Le Champ	1	3 juillet	2	»	»	»	
Faveraye	2	4 octobre	2	»	»	»	
Bocé	1	21 juin	3	»	»	»	M. LEBEL moyenne : un mois
Bocé	3	9 juillet	10	»	»	»	
Baugé	1	9 juillet	2	»	»	»	
Guédeniau	1	10 juillet	9	»	»	»	
Montpollin	2	11 juillet	11	»	1	»	
Cuon	2	10-11 octobre	7	»	»	»	
Les Rosiers	1	10 avril	6	»	»	»	M. DULIÈGE moyenne : quinze jours
Brion	1	11 mai	6	»	»	»	
Beaufort-en-Vallée	3	14-29-30 mai	5	»	»	»	
La Bohalle	2	17-28 août	4	»	»	»	
Saint-Georges	1	27 septembre	3	»	»	»	

COMMUNES	NOMBRE de fermes infectées	DATES des INVASIONS	NOMBRE d'animaux atteints — espèce bovine	espèce ovine	espèce porcine	NOMBRE d'animaux morts	NOMS des vétérinaires et durée moyenne de la maladie
St-Georg.-Châtelais	6	1er mai	104	»	1	»	M. Gautier moyenne : douze jours
Les Verchers	18	16 mai	67	140	»	1	
Doué	7	17 juin	19	96	»	»	
Soulanger	26	21 juin	43	184	»	1	
Louresse	13	25 juin	63	82	16	»	
Doures	1	26 juillet	»	24	»	»	
Concourson	3	29 juillet	17	»	»	»	
Martigné	2	2 août	26	»	»	1	
Brigné	1	3 août	5	18	»	»	
Forges	1	6 octobre	6	»	»	»	
Bécon	1	31 mai	19	»	»	»	M. Hersan moyenne : quinze jours
St-Jean-de-Linières	3	27 juin 2 août	26	»	2	»	
Champtocé	1	3 juillet	16	»	»	»	
St-Germ.-des-Prés	3	9 août 4 oct.	11	»	2	»	
Chemillé	19	du 17 avril au 15 décembre	179	42	»	4	M. Hardouin moyenne : un mois
La Chapelle-Rouss.	12		150	30	3	2	
Saint-Lézin	1		32	»	»	1	
La Jumellière	9		133	51	4	»	
Sainte-Christine	1		17	»	»	1	
Saint-Georges	13		230	75	»	4	
La Tourlandry	1		19	»	»	»	
Melay	15		197	22	2	»	
Joué-Etiau	5		30	»	»	»	
St-Martin-du-Bois	11	juillet-août	239	21	29	2	M. Houdemont moyenne : deux mois
Allonnes	7	10 juin	60	»	21	»	M. Hatin moyenne : vingt-quatre jours
Chalonnes	1	16 avril	4	»	»	»	M. Gaignard moyenne : huit jours
	1	29 juin	5	»	»	»	
	1	27 septembre	8	»	»	»	
Chaudefonds	1	24 juin	17	»	»	»	
	1	2 juillet	5	»	»	»	
Saint-Aubin	1	27 juin	25	»	»	2	
	1	29 juin	2	»	»	»	
	1	12 septembre	8	»	»	»	
	1	30 octobre	14	»	»	»	
Rochefort	1	10 septembre	16	»	»	1	
	1	24 septembre	15	»	»	1	
	1	26 septembre	4	»	»	»	
	1	13 octobre	13	»	»	»	

COMMUNES	NOMBRE de fermes infectées	DATES des INVASIONS	NOMBRE d'animaux atteints espèce bovine	espèce ovine	espèce porcine	NOMBRE d'animaux morts	NOMS des vétérinaires et durée moyenne de la maladie
St-Laur.-de-la-Plaine	1 1 1 1 1	20 septembre 3 octobre 6 octobre 7 octobre 13 octobre	109	28	6	»	M. Gaignard moyenne : quinze jours
La Pommeraye	1 1	4 juillet 8 juillet	5 34	» »	» »	» »	
La Possonnière	1	2 juillet	14	»	»	»	
St-Germ.-des-Prés	1	2 août	6	»	»	»	
St-Pierre-Montlim.	1	juillet	14	»	»	1	M. Massonneau moyenne : huit jours
Chaudron	1	id.	12	»	»	»	
Fief-Sauvin	1	août	10	»	»	»	
Puiset-Doré	1	septembre	12	»	»	1	
La Plaine	8	19 avril	141	»	»	»	M. Meunier moyenne : douze jours
Trémont	4	23 avril	26	»	»	»	
Voide	8	24 avril	100	»	»	»	
Cléré	16	28 avril	102	70	»	»	
Montilliers	8	4 mai	97	43	»	»	
Tigné	7	7 mai	68	»	»	»	
Saint-Hilaire	5	14 mai	75	27	»	»	
Nueil	11	24 mai	114	90	»	»	
Les Cerqueux	2	5 juin	19	»	»	»	
Passavant	3	23 juin	25	»	2	»	
Vihiers	1	2 juillet	5	»	»	»	
Cernusson	5	20 août	60	»	»	»	
Aubigné	1	8 septembre	8	»	»	»	
Tancoigné	2	24 septembre	5	»	»	»	
La Fosse	2	13 octobre	6	»	»	»	
Longué	19	15 avril	250	350	100	46	M. Deixonne moyenne : quinze à vingt jours
Saint-Philbert	9	15 avril	86	15	50	»	
Vernantes	22	28 mai	204	50	180	25	
Jumelles	1	28 juin	4	»	6	»	
Auverse	1	1er juillet	2	»	»	»	
Vernoil	1	8 juillet	10	»	6	»	
Chigné	1	14 juillet	30	»	»	»	
Breil	3	28 septembre	28	»	»	»	
Chavaignes	2	20 octobre	24	»	8	»	
Lasse	1	3 novembre	12	»	»	»	
Lué	1	25 septembre	3	»	»	»	M. Persac moyenne : 20 jours
Marcé	2	30 oct. 3 nov.	8	»	»	»	
Vezins	1	1er avril	4	»	»	1	M. Gauvain moyenne : quinze jours
Cholet	1	7 avril	4	»	»	»	
La Tessoualle	4	18 octobre	35	»	»	1	
Totaux	507	»	4.818	1.216	710	119	»

L'écart considérable qui existe dans ce tableau pour la durée de la maladie, provient de ce que quelques vétérinaires donnent la moyenne par étable, tandis que d'autres l'indiquent, par animal.

Charbon

Les affections charbonneuses, communes à toutes les espèces animales, sont sporadiques, enzootiques ou épizootiques.

Plutôt miasmatiques que virulentes, elles sont toujours identiques, mais revêtent des formes variées, selon l'espèce animale et leurs causes déterminantes.

L'altération profonde et spéciale des éléments organiques du sang, qui caractérise le charbon, communique à ce liquide une virulence extrême et la maladie est transmissible, par inoculation, à tous les êtres de l'échelle animale, sans en excepter l'homme.

La pathologie range sous deux chefs les affections charbonneuses ; la fièvre charbonneuse, caractérisée par la présence dans le sang, de la *bactéridie*, et le charbon symptômatique, par celle de la *bactérie*; d'où les expressions de charbon bactéridien et de charbon bactérien.

Les maladies charbonneuses marchent rapidement, parfois d'une façon foudroyante, vers une issue fatale ; les cas de guérison sont rares et, quand ils se produisent, ils sont dûs aux seuls efforts de la nature. Ces affections, désastreuses à tous égards, causent de graves dommages à l'agriculture et au commerce ; elles sont l'origine d'accidents redoutables pour les personnes préposées au soin des malades ou à la manipulation des débris cadavériques.

Les mesures édictées par le législateur de 1881, doivent être appliquées sans merci. — J'ai relevé, dans le rapport de quelques confrères, l'assurance que des hommes, non munis du diplôme de vétérinaire, traitent le charbon !

En considération des graves conséquences que peut engendrer un pareil délit, je dois, Monsieur le Préfet, supplier votre administration de lui réserver la plus sévère répression.

Les rapports du service sanitaire accusent vingt et un cas de charbon, tous suivis de mort ; l'estimation de la perte est de 5,685 fr. Mais ces chiffres ne sauraient être considérés comme l'expression exacte des pertes occasionnées; la marche de l'affection est parfois si rapide, que le propriétaire n'a le temps, ni de faire sa déclaration ni d'aviser un vétérinaire. D'autre part, les empiriques se gardent de signaler le cas dont ils ont connaissance

Je ne puis ici, Monsieur le Préfet, que rappeler pour mémoire, les résultats merveilleux qui ont couronné les recherches auxquelles M. Pasteur s'est livré, sur les microbes charbonneux.

De nombreuses expériences ayant démontré l'immunité que l'on transmet à l'organisme, par l'inoculation de virus atténués, le Département de l'Agriculture a préconisé la pratique des vaccinations charbonneuses (1).

C'est ainsi que M. Gauvain, vétérinaire sanitaire à Cholet, a eu l'heureuse inspiration d'inoculer le charbon bactéridien à cent quatorze animaux.

En octobre, la fièvre charbonneuse sévissait dans la partie ouest du canton de Cholet; 114 animaux ont été vaccinés, à deux reprises, un intervalle de douze jours, séparant chacune des innoculations; tous les animaux ont été préservés; une seule génisse a succombé à la fièvre charbonneuse, cinq jours après la première vaccination.

MM. Gauvain et Leroy, pharmaciens, vous ont adressé, Monsieur le Préfet, le compte-rendu des observations qu'ils ont relevées sur les sept animaux charbonneux qui ont été le point de départ de leurs expériences : la longueur de ce rapport et son allure technique, ne lui donnent pas place ici.

Il me suffira d'établir que le premier essai d'inoculation préventive du charbon, en Maine-et-Loire, est d'un heureux augure.

A M. Gauvain en revient l'honneur, car il en a eu l'initiative.

Puisque s'en présente l'occasion, je rappellerai l'activité et le dévouement dont M. Gauvain a donné tant de preuves, dans la lutte qu'il a eu à soutenir contre la péripneumonie.

Depuis huit ou dix ans, cette épizootie décimait les étables de la circonscription de Cholet; le fléau est à peu près conjuré, grâce aux mesures qui découlent de la loi sanitaire et à l'intervention intelligente de mon honorable confrère.

(1) *Recueil des Actes administratifs;* n° 34. Année 1881.

Si vous disposiez, en 1884, Monsieur le Préfet, d'une récompense pour services rendus à l'agriculture, elle serait justement décernée, si vous en honoriez M. Gauvain.

Comme découlant des considérations qui précèdent, j'émettrai une pensée, acceptée par la plupart des vétérinaires.

Les affections charbonneuses, parfois rivées au sol, reconnaissent des causes, dès longtemps appréciées; telles, le voisinage d'un étang, d'une mare etc. ; le charbon est alors enzootique.

Mais, quand se manifestent des accidents sporadiques auxquels la contagion semble étrangère, on hésite à en préciser les causes; l'une de ces causes ne résiderait-elle pas dans la façon par trop commerciale, je veux dire économique, dont sont traités les engrais animaux ? A mesure que l'usage de ces engrais se généralise, le charbon semble leur faire cortège.

C'est que, dans les ateliers où se triturent les débris cadavériques, où se fabriquent ces accouplements étranges, dénommés engrais animaux, les règlements qui régissent cette industrie, sont trop ordinairement éludés. Au lieu de traiter ces matières par le feu, par la chaudière, elles sont remises à la seule action dissolvante des forces chimiques; ces forces, Pasteur l'a démontré, ne détruisent pas les microbes. Si donc, un seul débris charbonneux existe dans la masse de l'engrais, n'est-il pas logique de considérer ce dernier comme dangereux au premier chef? en d'autres termes, ce magma, non traité par le feu, ne peut-il pas, quand il est épandu sur une prairie, communiquer le charbon aux animaux mis en pâture sur cette prairie ?

Je n'hésite pas à répondre par l'affirmative.

Pasteur, en effet, a multiplié les preuves du danger qu'offre l'enfouissement des cadavres charbonneux; ces cadavres, quelle que soit la profondeur de l'enfouissement, fussent-ils même recouverts de chaux, sont un danger toujours constant; le travail de décomposition ne porte aucune atteinte à la vitalité extraordinaire des microbes ; six mois, que dis-je ! des années après l'enfouissement, l'acharnement que la nature apporte à la conservation des infiniments petits les fait, pour ainsi dire, sourdre du sol, et ils n'attendent plus que l'occasion de s'attaquer au premier organisme qui sera un terrain propice à leur multiplication.

Puisqu'il en est ainsi pour un débris charbonneux, enfoui, à fortiori, une dépouille traitée par les procédés déplorablement primitifs de la plupart des fabriques d'engrais, sera-t-elle dangereuse.

J'ai l'honneur de vous prier, Monsieur le Préfet, de vouloir bien saisir de cette question, le Conseil Départemental d'hygiène, afin qu'il l'examine et puisse soumettre à l'autorité Administrative telles mesures qu'il jugerait utiles.

Charbon

COMMUNES	DATES des INVASIONS	NOMBRE de fermes infectées	NOMBRE ET ESPÈCE D'ANIMAUX atteints	morts	guéris	MONTANT des PERTES	OBSERVATIONS GÉNÉRALES
Saint-Philbert......	10 février	1	8 porcs	8 porcs	»	400 fr.	Pneumo-entérite-infectieuse. — M. Deixonne.
Chemillé	5 juillet	1	1 veau	1 veau	»	200	Charbon symptômatique. — M. Hardouin.
	28 août	1	1 taureau	1 taureau	»	300	id. id.
Angrie	9 août	1	1 bœuf	1 bœuf	»	250	L'étang d'Angrie est une cause permanente d'accidents charbonneux, d'ailleurs toujours isolés. — M. Tessier.
Louroux-Béconnais.	23 septembre	1	1 bœuf	1 bœuf	»	300	
Écouflant..........	12 octobre	1	1 vache	1 vache	»	400	Charbon symptômatique. — M. Guittet, fils.
Candé.............	15 novembre	1	1 porc	1 porc	»	50	id. — M. Tessier.
Cholet.............	16 octobre 18 octobre 19 octobre 6 novembre 18 novembre	6	6 bovinés	6 bovinés	»	3.085	
Le May............	25 novembre	1	1 bœuf	1 bœuf	»	700	
Totaux	....	14	12 bovinés 9 porcs	12 bovinés 9 porcs	»	5.685 fr.	

NOMS DES FERMES	PROPRIÉTAIRES	OBSERVATIONS
La Basse-Ménagère.	Brosseau.	Ces six cas de charbon ont été le point de départ des vaccinations pratiquées par M. Gauvain.
La Treille.	Thenaisie.	
La Treille.	Gallais.	
Sainte-Melaine	Doublé.	
Forchandière.	Poilâne	
La Malleville.	Tricoin.	

Morve et farcin

Ces maladies sont envisagées comme l'expression d'une même diathèse, dite morvo-farcineuse ; selon le tempérament, selon l'époque de la maladie, comme aussi, il faut l'avouer, selon le caprice de causes qui échappent, les symptômes s'accusent dans le sens de la morve ou dans celui du farcin ; souvent, les désordres participent de ces deux formes morbides.

La diathèse morvo-farcineuse est spécifique : propre aux solipèdes, elle est contagieuse, non-seulement aux animaux du même genre, mais encore à ceux de genres fort éloignés dans la classification zoologique.

L'organisme humain offre, malheureusement aussi, un terrain favorable à cette contagion. Les affections dont il s'agit, sont donc virulentes et contagieuses. Elles se caractérisent, sur la peau et sur les muqueuses des premières voies respiratoires, par des engorgements, des indurations lymphatiques et ganglionnaires, et des ulcérations fournissant une suppuration dont l'aspect est caractéristique.

L'autopsie révèle toujours, quand existent les trois symptômes pathognomoniques, (*glandes sous-maxilaires, jetage nasal ; ulcérations de la pituitaire*) la présence de tubercules dans le poumon.

On ne saurait nier la spontanéité de cette affection.

Mais, 99 fois sur 100, la contagion est seule coupable.

Aussi, le Législateur de 1881, pénétré de la fatalité de cette redoutable contagion, a-t-il compris les maladies morvo-farcineuses, au nombre de celles qui donnent lieu à l'application de mesures sanitaires, pour les espèces chevaline et asine.

Comme l'indique le tableau statistique de cette maladie, 22 chevaux, représentant une valeur de 10,620 fr. ont été abattus, pour cause de morve en 1883.

Mais j'ajoute que l'ignorance, la mauvaise foi et l'esprit de lucre, secondés par les agissements éhontés de l'empirisme, entretiennent, d'une façon à peine dissimulée, de nombreux foyers de contagion.

Au nom de la sécurité publique, j'insiste auprès de vous, Monsieur le Préfet, pour que les pénalités édictées par la Loi, soient impitoyablement réservées aux délits relatifs à la morve.

Morve et Farcin

ARRONDISSEMENTS	CANTONS	COMMUNES	CHEVAUX morts	CHEVAUX abattus	DATE de l'abatage	ESTIMATION de la perte	VÉTÉRINAIRES qui ont provoqué l'abatage	OBSERVATIONS
ANGERS	Angers	Angers	»	1	25 novembre	250 fr.	Prince	Morve chronique
	Chalonnes	Chalonnes	»	1	7 février	800	Gaignard	Morve aiguë
	Louroux-Béconnais	Villemoisan	»	1	23 mai	70	Hersan	Morve chronique
BAUGÉ	Beaufort	Brion	»	1	16 avril	600	Deixonne	id.
	Noyant	Meigné	»	1	27 mai	1.000	id.	id.
	Longué	Vernantes	»	1	24 juin	1.000	id.	id.
CHOLET	Montrevault	Fief-Sauvin	1	1	30 mai	500	Massonneau	id.
	Beaupreau	Jallais	»	2	1er juin	1.100	Cormeau	id.
	id.	id.	»	1	28 août	500	Gaignard	id.
	id.	Andrezé	»	1	3 mai	520	Cormeau	id.
	Saint-Florent-le-Vieil	La Pommeraye	»	1	26 août	500	Gaignard	id.
	id.	id.	»	1	21 octobre	300	id.	id.
SAUMUR	Vihiers	Saint-Paul-du-Bois	»	1	11 septembre	700	Meunier	id.
	Doué	Soulanger	»	1	20 mai	700	Gautier	id.
	Montreuil-Bellay	Puy-Notre-Dame	»	1	»	80	id.	id.
SEGRÉ	Le Lion-d'Angers	Chambellay	»	1	septembre	800	Houdemont, père	id.
	Candé	Candé	»	4	»	1.200	id.	id. (1)
	Totaux		1	21		10.620 fr.		

(1) Voir, à la page 24, une note de M. Tessier, relative à ces cas de morve.

Rage

Cette maladie virulente n'est spontanée que chez les carnassiers des genres canins et félins; mais elle se communique facilement aux herbivores et aux omnivores, cette communication n'a lieu que par l'inoculation du principe virulent (salive); la cohabitation est sans danger. Tout est ténèbres dans cette redoutable affection; causes, nature de la maladie, lésions même..... Ce qui n'est que trop établi, ce sont les symptômes effrayants de son évolution, que termine une issue terrifiante et fatale!

Le Maine-et-Loire a payé, en 1883, un sérieux tribut à la rage; pendant plusieurs mois, des cas d'hydrophobie se montraient, comme à l'envi, sur divers points du département; les habitants d'Angers, ont même eu quelques jours une frayeur très fondée. En ville, six chiens, chez lesquels l'autopsie autorisait de fortes présomptions de l'existence de la maladie, ont été abattus; deux personnes ont été mordues, fort heureusement, dans des conditions défavorables à l'inoculation du virus rabique; à Chalonnes, un fait analogue s'est produit. Un redoublement de sévérité dans l'application des mesures de police relatives à la circulation des chiens, a eu pour résultat, l'abatage d'un nombre considérable d'animaux, mordus, roulés, ou simplement errants.

Dans la commune de Cléré, sept animaux de l'espèce bovine et un mouton, mordus par un chien hydrophobe, ont dû être sacrifiés; la perte s'est chiffrée par 2,170 fr.

Au total, 20 chiens enragés et 86 suspects *(non compris les animaux sacrifiés à Angers)* ont été abattus.

L'influence des saisons sur l'évolution de la rage, n'étant pas démontrée, il est à souhaiter que la police de la rue soit constante et que la main soit tenue à l'exécution stricte des articles 51 et 52 du Règlement d'Administration Publique.

Dans quelques départements, l'Administration a fait remettre aux Municipalités et aux propriétaires de chiens une instruction sur la rage. C'est là une mesure pratique, sur laquelle je prends la liberté, Monsieur le Préfet, d'attirer votre attention.

Si vous souscriviez à cette pensée, j'aurais l'honneur de vous soumettre un projet de notice, répondant à ce but.

Rage

COMMUNES	DATE DES INVASIONS	NOMBRE de chiens abattus		ANIMAUX autres que les chiens abattus pour suspicion de rage	VALEUR	ESPÈCE HUMAINE		
		enragés	comme suspects	NOMBRE ET ESPÈCES	en argent	nombre de morsures	cas de rage consécutifs	morts
Angers	avril à octobre	6	»	»	»	2	»	»
Saint-Aubin-de-Luigné	9 avril	1	10	»	»	»	»	»
Saint-Quentin-les-Beaurep.	17 mai	1	3	»	»	»	»	»
Bécon	21 juin	1	5	»	»	»	»	»
Jarzé	15 juin et 25 octobre	2	4	»	»	»	»	»
Brion	21 juin	1	5	»	»	»	»	»
Saint-Georges-sur-Loire	14 aout	1	»	»	»	»	»	»
Cléré	1-3 septembre, 10 octobre	»	3	7 bœufs ou vaches, 1 mouton	2.170 »	»	»	»
Vihiers	22 septembre	»	1	»	»	»	»	»
Ponts-de-Cé	19 octobre	»	1	»	»	»	»	»
Chalonnes	19 octobre	1	16	»	»	1	»	»
Blaison	21 octobre	1	»	»	»	»	»	»
Chemillé	31 octobre	»	1	»	»	»	»	»
La Cornuaille	novembre	2	10	»	»	»	»	»
Faveraye	13 novembre	1	»	»	»	»	»	»
Thouarcé	14 novembre	1	21	»	»	»	»	»
Le Champ	1er décembre	»	2	»	»	»	»	»
Rablay	id.	»	2	»	»	»	»	»
Chanzeaux	id.	»	1	»	»	»	»	»
Brion	id.	1	1	»	»	»	»	»
		20	86	8	2.170 »	3	»	»

Résumé des observations contenues dans divers Rapports

MM. Charles et Gauvain, attribuent l'extinction de la péripneumonie, dans l'arrondissement de Cholet, à l'application des mesures édictées par la Loi sanitaire et aussi, à la *non intervention des empiriques*.

La fièvre aphteuse a eu pour point de départ, la contagion, sur le champ de foire de Chemillé.

M. Cormeau, observe que, bien que la fièvre aphteuse ait régné sur une assez vaste échelle, dans sa circonscription, il ne peut fournir aucun renseignement, n'ayant été avisé que pour deux ou trois cas, suivis de mort.

Au mois de septembre, un empirique de Jallais a déclaré avoir traité (?) dix animaux atteints du charbon bactérien; ces animaux seraient morts au bout de 24 à 48 heures.

M. Deixonne attribue la tenacité de la fièvre aphteuse, dans sa circonscription :

1° A l'indifférence qu'apportent quelques Municipalités à requérir le Vétérinaire sanitaire ;

2° A l'inobservation des mesures sanitaires, notamment en ce qui concerne la désinfection des étables ;

3° Au défaut de surveillance des animaux exposés en vente, sur les foires et marchés.

M. Gaignard se félicite de la décroissance de la péripneumonie dans la circonscription qui lui est confiée; il attribue ce résultat à l'application de la Loi sanitaire.

Dans trois fermes, où la déclaration a été tardive et l'isolement des malades négligé, la maladie a été meurtrière.

M. GUITTET fils, établit que la fièvre aphteuse s'est propagée, de l'île Saint-Aubin où deux génisses, *non visitées*, l'avaient introduite, à vingt-deux fermes situées sur le territoire de dix communes; il émet le vœu que tout animal entrant sur un pâturage commun, soit visité par un vétérinaire.

Dans le canton des Ponts-de-Cé, l'empirisme s'est posé comme la principale cause de l'extension de l'épizootie aphteuse; à Mozé, un empirique visitait, traitait les malades et délivrait des certificats de guérison !

M. GAUTIER fait remonter à la contagion seule l'origine des maladies épizootiques qu'il a eu à combattre; contagion qui trouve libre carrière sur les marchés et champs de foire, où la surveillance est nulle; contagion, favorisée encore par l'inobservation des mesures sanitaires, de la déclaration, entre autres, et par les agissements de l'empirisme.

M. HARDOUIN observe que l'extension de l'épizootie aphteuse, en 1833, doit, dans une large mesure, être imputée au commerce du bétail; cette contagion a trouvé un terrain propice dans les wagons mal désinfectés.

M. Hardouin cite un cheval chez lequel la morve existait depuis deux ans! Grâce à l'inobservation des mesures sanitaires et aux conseils d'un empirique, ce cheval a circulé en toute liberté pendant tout ce temps.

M. HOUDEMONT père, affirme que dans les deux cantons dont il a la surveillance sanitaire, les empiriques traitent impunément et au grand jour toutes les maladies contagieuses; ils sont toujours appelés avant lui, et, sur leurs conseils, nombre de propriétaires ne font pas de déclaration.

M. HERSAN attribue aux causes suivantes la propagation de la péripneumonie dans sa circonscription :

1° Inobservation des mesures sanitaires ou leur mauvaise application ; il n'a pu obtenir de séquestration sérieuse que dans une ferme de Saint-Germain-des-Prés ;

2° Faculté laissée aux empiriques de traiter les animaux atteints d'affections contagieuses. Dans une circonstance même, affirme M. Hersan, l'autorité communale aurait requis un empirique pour l'exécution d'un arrêté d'abatage ;

3° Désinfection incomplète des étables ;

4° Accès des foires et marchés aux sujets malades ou contaminés ; la propagation de la fièvre aphteuse est singulièrement favorisée par le défaut de surveillance vétérinaire sur les foires et marchés.

M. LEBEL certifie que la fièvre aphteuse a été importée dans les cinq communes que signale son rapport par des animaux achetés sur des foires du département.

La surveillance vétérinaire de ces agglomérations de bétail eût, sinon prévenu, tout au moins enrayé les progrès de la cocotte.

M. RAIMBAULT note que, n'ayant pas été avisé par les Maires de Joué-Étiau et de Faveraye, il n'a pu visiter, en temps utile, les fermes de ces communes sur lesquelles sévissait la fièvre aphteuse.

M. TESSIER fait remarquer que les huit animaux péripneumoniques abattus à Chazé-sur-Argos étaient traités, depuis deux mois, par deux empiriques.

Quatre chevaux morveux, *traités* par un maréchal-ferrant de Candé, ont été abattus au clos d'équarrissage d'Angrie.

Les écuries habitées par ces chevaux *n'ont pas été désinfectées.*

Les observations qui précèdent sont assez topiques pour que je puisse me dispenser d'y insister.

Il est certain que les mesures sanitaires voulues par la loi du 21 juillet 1881, s'enchaînent, se commandent et que, au point de vue de l'extinction d'une maladie contagieuse, il y aurait danger à ce qu'elles ne fussent pas toutes mises à exécution.

Si, dans cet ordre d'idées, le passé montre quelques *desiderata*, il faut espérer qu'à l'avenir, l'économie de la loi étant bien comprise, chacun, dans la mesure de son rôle et de ses devoirs, se conformera à des dispositions si prudentes, si sages, édictées, en somme, pour la sauvegarde d'intérêts généraux et particuliers.

Je n'ai plus, Monsieur le Préfet, qu'à ajouter quelques mots avant de clore ce rapport.

Les hommes, que n'aveugle pas un parti-pris, reconnaissent combien est dangereuse l'intervention de l'empirisme dans le traitement des maladies contagieuses.

Convaincu de ce danger, le Conseil général de Maine-et-Loire n'a pas voulu remettre à 1887 l'application des mesures que le législateur oppose aux méfaits des empiriques : l'article 12 est donc en vigueur dans le département de Maine-et-Loire.

Si, jusqu'à ce jour, quelque tempérament a été apporté à l'exécution de cet article, il est à souhaiter qu'il n'en soit plus de même, car l'impunité que les charlatans-guérisseurs se croient acquise augmente leur audace.

Les vétérinaires du service sanitaire sont assurés, Monsieur le Préfet, que votre administration n'hésiterait pas, s'il le fallait, à saisir M. le Procureur de la République, des infractions aux dispositions de l'article 12.

Je dois aussi émettre le vœu que toute latitude soit laissée aux vétérinaires de service, afin qu'ils puissent surveiller, en personne, quand ils le jugeront nécessaire, l'opération si importante de la désinfection.

A tort ou à raison, le bruit s'est accrédité que la désinfection des wagons destinés au transport du bétail est souvent mal faite.

Vous avez qualité, Monsieur le Préfet, pour intervenir dans tous les détails de l'application de la loi sanitaire et vous donneriez satisfaction à de sérieux intérêts si, de temps à autre, un vétérinaire était délégué pour assister au lavage des voitures et à leur désinfection.

Une mesure utile, mais d'ordre purement administratif, serait d'obliger les hôteliers ou aubergistes à blanchir à la chaux, après chaque réunion de chevaux (foires, marchés), les râteliers, auges et objets d'attache.

Cette opération, peu coûteuse et facile à exécuter, serait une garantie contre la contagion de la morve; la gendarmerie et les gardes-champêtres en assureraient l'exécution.

Je n'aborderai pas les détails relatifs à l'organisation et au fonctionnement du service des épizooties, car ces questions seront l'objet d'une étude dont votre administration, Monsieur le Préfet, soumettra les résultats à l'Assemblée départementale.

Permettez-moi, Monsieur le Préfet, en terminant ce rapport, de vous exprimer, au nom du personnel du service des épizooties de Maine-et-Loire, notre entière confiance dans votre fermeté pour l'exécution complète de la loi protectrice du 21 juillet 1881; l'excellente direction que votre administration a su, dès le début, imprimer au service, en est le plus sûr garant.

Les personnes que peut intéresser l'application de la loi sanitaire savent que leurs intérêts ne péricliteront jamais entre vos mains.

M. Hodée, chef de la 1re division, n'a cessé de mettre au service de l'agriculture et de nos intérêts professionnels, une intelligence et une activité dont il ne m'appartient pas de faire l'éloge, mais dont, au nom de tous mes confrères, je suis heureux de le prier d'accepter les plus sincères remerciements.

Veuillez agréer, je vous prie, Monsieur le Préfet, l'hommage de mon respect et la nouvelle assurance de mon dévouement.

Le Vétérinaire délégué, Chef du Service sanitaire départemental,

Paul PRINCE.

Angers, le 1er mai 1884.

TABLEAU

Des Vétérinaires du Service Sanitaire en 1884

NOMS des VÉTÉRINAIRES	RÉSIDENCES	CIRCONSCRIPTIONS
MM		
Prince	Angers	Vétérinaire délégué, chef du service sanitaire du département.
Guittet fils	Angers	Ville d'Angers, canton Nord-Est d'Angers et canton de Tiercé.
Houdemont fils	Angers	Ville d'Angers, canton Nord-Ouest d'Angers et canton du Louroux-Béconnais.
David	Angers	Ville d'Angers, canton Sud-Est d'Angers et canton des Ponts-de-Cé.
Raimbault	Thouarcé	Canton de Thouarcé.
E. Gaignard	Chalonnes	Cantons de Chalonnes, de Saint-Florent-le-Vieil et de Saint-Georges-sur-Loire.
Lebel	Baugé	Canton de Baugé.
Persac	Jarzé	Cantons de Seiches et de Durtal.
Dulièze	Beaufort	Cantons de Beaufort, communes des Rosiers, la Ménitré, Saint-Mathurin, la Bohaile et la Daguenière.
Deixonne	Longué	Cantons de Longué et de Noyant.
Charles	Cholet	Canton de Cholet.
Gauvain	Cholet	Cantons de Cholet et Montfaucon.
Cormeau	Beaupreau	Canton de Beaupreau.
Hardouin	Chemillé	Canton de Chemillé, communes de Gonnord et de Joué-Étiau.
Massonneau	Montrevault	Cantons de Montrevault et de Champtoceaux.
Hatin	Saumur	Canton de Saumur.
Pairault	Saint-Florent	Cantons de Saumur et de Gennes.
Gautier	Doué	Canton de Doué.
Lepoudré	Montreuil-Bellay	Canton de Montreuil-Bellay.
Meunier	Vihiers	Canton de Vihiers.
Houdemont père	Segré	Cantons de Segré et du Lion-d'Angers.
Deniau	Châteauneuf	Canton de Châteauneuf.
Tessier	Candé	Canton de Candé.
Grandguillot	Pouancé	Canton de Pouancé.

Par décret présidentiel du 22 juillet 1884, le décret du 22 juin 1882 est et demeure rapporté, en ce qui concerne le département de Maine-et-Loire.

En conséquence, le service d'inspection vétérinaire des foires et marchés est obligatoire dans le département ; ce service est à la veille d'être organisé.

www.ingramcontent.com/pod-product-compliance
Ingram Content Group UK Ltd.
Pitfield, Milton Keynes, MK11 3LW, UK
UKHW021929190726
13853UKWH00002B/940

9 782329 599472